Maria Carolina Cabrera Schulmeyer

Ventrículo derecho y anestesia El ventrículo olvidado

Maria Carolina Cabrera Schulmeyer

Ventrículo derecho y anestesia El ventrículo olvidado

Editorial Académica Española

Imprint
Any brand names and product names mentioned in this book are subject to trademark, brand or patent protection and are trademarks or registered trademarks of their respective holders. The use of brand names, product names, common names, trade names, product descriptions etc. even without a particular marking in this work is in no way to be construed to mean that such names may be regarded as unrestricted in respect of trademark and brand protection legislation and could thus be used by anyone.

Cover image: www.ingimage.com

Publisher:
Editorial Académica Española
is a trademark of
International Book Market Service Ltd., member of OmniScriptum Publishing Group
17 Meldrum Street, Beau Bassin 71504, Mauritius

Printed at: see last page
ISBN: 978-620-2-11361-8

Introducción

La anestesiología es una de las especialidades que está siempre en continuo

desarrollo. El envejecimiento de la población ha implicado que pacientes añosos y

portadores de patologías cardiovasculares crónicas, requieran de distintos tipos

de cirugía no cardíaca. Esto constituye un desafío para el anestesiólogo, ya que el

paciente anciano y los pacientes cardiópatas tiene una disminución de la reserva

funcional y así la respuesta fisiológica frente al stress quirúrgico desencadena

cambios fisiopatológicos importantes.

Está demostrado que la función del miocardio se va comprometiendo de diferente manera de acuerdo a la patología crónica que presenten, siendo la diástole y la función del ventrículo derecho (VD) las primeras en alterarse.

Sólo en estos últimos años se ha tomado conciencia de la importancia del funcionamiento del ventrículo derecho para lograr un adecuada funcionalidad cardíaca global. En la actualidad existe escasa información que haya explorado la función del ventrículo derecho (VD) en el intraoperatorio. Se reconoce esta falencia y en la literatura anestesiológica se le denomina al VD como "el ventrículo olvidado". Se sabe que la disfunción del VD es un importante factor de mal pronóstico, independiente si se asocia a falla del ventrículo izquierdo. El estudio del VD no es simple de realizar, ya que en contraste con el ventrículo izquierdo el VD no tiene una forma geométrica que permita su estudio con un modelo matemático.

La forma compleja y cambiante del ventrículo derecho dificulta valorar su funcionamiento mediante un modelo geométrico simple como es posible con el ventrículo izquierdo. Se han empleado diferentes técnicas para estos fines, inicialmente la angiografía convencional, luego la medicina nuclear, la ecocardiografía y recientemente la resonancia magnética (RM), sin tener hasta el momento un estándar de oro. Se acepta que los estudios de medicina nuclear, específicamente la angiografía de equilibrio con radionúclidos, evade en cierta medida la complejidad de la cavidad, aunque tiene la desventaja de emitir radiación a los pacientes y no siempre se tiene disponibilidad en su uso. La ecocardiografía, en sus diferentes formas, ha buscado el mejor método para estudiar el funcionamiento del ventrículo derecho. Existen actualmente 4 métodos que tratan de imitar un modelo geométrico (plano simple, Simpson, área longitud y estructura en forma de curva), los cuales se han comparado con estudios angiográficos, de medicina nuclear y seguimiento hemodinámico. Se considera que tiene mayor aplicación práctica el método de área longitud y algunos estudios con RM lo han recomendado.

En la bibliografía se han descrito una sensibilidad del 68% y una especificidad del 82% comparando la ecocardiografía bidimensional y la angiografía convencional. También se ha comparado la ecocardiografía bidimensional con la angiografía con radionúclidos de primer paso para estimar la fracción de eyección del ventrículo derecho (FEVD), comunicándose una correlación entre 0,74 y 0,78.

La función ventricular derecha (FVD) es importante en el curso clínico de algunas enfermedades, como es el caso de pacientes con infarto agudo de miocardio y daño del ventrículo derecho, en quienes evaluarlo funcionalmente en diferentes momentos es crucial, debido a su implicación pronóstica y terapéutica.

Está bien demostrado que la sobrevida luego de una falla del VD es de sólo un 25 a 30%. Las causas de la falla ventricular derecha intraoperatoria son múltiples y estas incluyen como se mencionó la edad, una mala protección miocárdica o una circulación extracorpórea muy prolongada en el caso de una cirugía cardíaca.

La presencia de isquemia miocárdica, embolía pulmonar   el uso de protamina también se asocian a una falla severa del VD.

En el caso de una cirugía no cardíaca este también puede verse afectado por sobrecargas agudas de volumen o bien daño previo en su parénquima que dificulten su funcionamiento .

Desarrollo y evolución del ventrículo derecho

El VD y el VI provienen de células progenitoras diferentes. Entre la 5ª y 8ª semanas el tubo cardíaco primitivo se remodela, generando una serie de surcos y prolongaciones que originan las cavidades cardíacas primitivas. De este modo se forman las astas del seno venoso, la aurícula primitiva, el ventrículo y el bulbo cardíaco. El ventrículo primitivo origina gran parte del VI. El extremo superior del bulbo se diferencia en *conus coráis* y tronco arterioso, (que se dividen en aorta ascendente y tronco de arteria pulmonar), mientras que el extremo inferior origina el VD.

El VD presenta cambios acentuados con el desarrollo, en especial después del nacimiento y durante la infancia. La fisiología cardiovascular del feto se caracteriza por una circulación pulmonar de alta resistencia, una circulación sistémica de baja resistencia y un *ductus arterioso* amplio. A través del *foramen oval* el flujo se dirige de derecha a izquierda y las presiones de arteria pulmonar y aórtica están ecualizadas en un ambiente de hipoxemia. Tanto el VD como la pared libre del VI tienen un grosor y una fuerza semejantes durante la vida fetal, con un septum flaccido y en la línea media.

Después del nacimiento y en la infancia, la hipertrofia del VD regresa y el corazón se remodela a su configuración característica: un VI elíptico y un VD crescéntico. Con la edad y el desarrollo sucede una serie de cambios en el VD y el sistema vascular pulmonar. Las presiones de arteria pulmonar (PAP) y la resistencia vascular pulmonar (RVP) aumentan discretamente, probablemente por mayor rigidez de la vasculatura.

Los cambios de la función sistólica del VD no están estudiados, pero probablemente siguen la declinación de la función del VI. La fracción de eyección del ventrículo derecho (FEVD) se mantiene preservada con la edad, sin embargo la función diastólica varía. En estudios con Doppler se ha demostrado que disminuye el llenado precoz, aumenta el llenado tardío y disminuyen los flujos diastólicos.

Anatomía y arquitectura del ventrículo derecho

Divisiones anatómicas

EL VD tiene una geometría compleja. El VD es la cámara anterior y se sitúa detrás del esternón. En un sentido longitudinal, tiene una forma piramidal con tres caras y una base. La base corresponde a la válvula tricúspide y la vía de entrada del VD y las caras son: la región anterior de la pared libre, la región posterior de la pared libre y el septum interventricular. Esta pirámide puede dividirse en una vía de entrada y un tracto de salida. La vía de entrada comprende: la válvula tricúspide, los músculos papilares, las cuerdas tendinosas y el miocardio trabeculado. El tracto de salida corresponde al infundíbulo. La vía de entrada y el tracto de salida del VD están separados por una banda muscular que corresponde a la cresta supraventricular. A su vez hay otra banda muscular prominente que atraviesa el VD desde el septum interventricular hasta la pared libre y que corresponde a la banda moderadora.

Silueta y masa ventricular

La silueta del VD es compleja; tiene forma triangular cuando se le observa de costado, crescéntico cuando se le observa en un corte transversal, y es cóncavo en relación al VI tanto en sístole como en diastole.

Aún cuando la masa del VD corresponde a 1/6 de la masa del VI, su volumen es mayor. Ambos ventrículos son categóricamente diferentes en morfología, ciclo de presiones, resistencias e interdependencia ventricular, por lo que no se pueden extrapolar sus comportamientos.

Características musculares de la pared

Ambos ventrículos están compuestos por múltiples hojas que forman una red tridimensional de fibras. La pared del VD está compuesta por capas superficiales y profundas. Las superficiales se disponen en forma circunferencial y paralela al surco aurículo-ventricular, se dirigen oblicuamente hacia el ápex y se continúan con las fibras superficiales del VI.

Las fibras profundas se disponen longitudinalmente de la base al ápex. El VI por el contrario, las dispone en forma oblicua en la superficie, longitudinal en el subendocardio y circular entre ellas. Esta distribución contribuye a la complejidad de sus movimientos (torsión, traslación, rotación y engrasamiento).

La continuidad entre las fibras del VD y del VI los fija funcionalmente, y constituye la base para la tracción de la pared libre del VD causada por la contracción del VI.

Irrigación

La irrigación del VD depende de la coronaria derecha, recibiendo el mismo flujo durante el sístole y el diastole. La arteria descendente anterior irriga los 2/3 proximales del septum y la arteria descendente posterior irriga el tercio inferoposterior.

En ausencia de hipertofia o sobrecarga de presión, el flujo coronario es principalmente diastólico, persistiendo también en el sístole. La resistencia relativa del VD al daño isquémico se puede explicar por este mecanismo, su bajo consumo de oxígeno y su extensa red de colaterales.

Fisiología

El funcionamiento normal de un VD es sumamente interesante. Se trata de un sistema de baja presión con una pared muy delgada, que tiene una capacidad muy importante de almacenar volumen y así actúa como una bomba de volmen

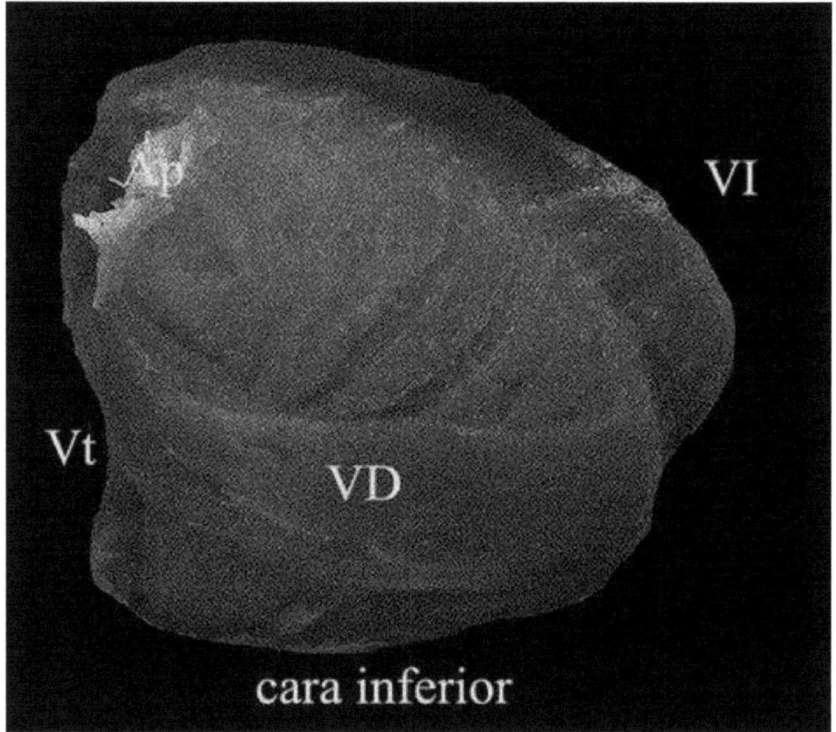

Figura 1 Anatomía normal del VD

Su forma triangular le permite manejar una volemia mayor si se compara con el izquierdo. El VD bombea el mismo volumen de sangre que el VI, pero con aproximadamente el 25% del trabajo sistólico si se compara con el VI debido a la baja resistencia de la vasculatura pulmonar en relación a la resistencia sistémica. El VD funciona con un sistema completamente separado de entrada, que se conoce como seno o cuerpo y un tracto de salida que corresponde al cono, como ya se mencionó.

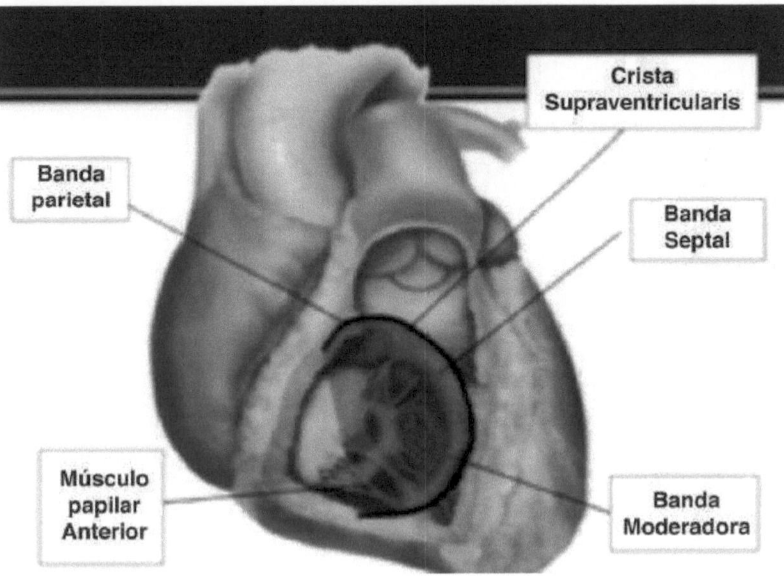

Figura 2 que muestra de manera esquemática las diferentes divisiones del ventrículo derecho

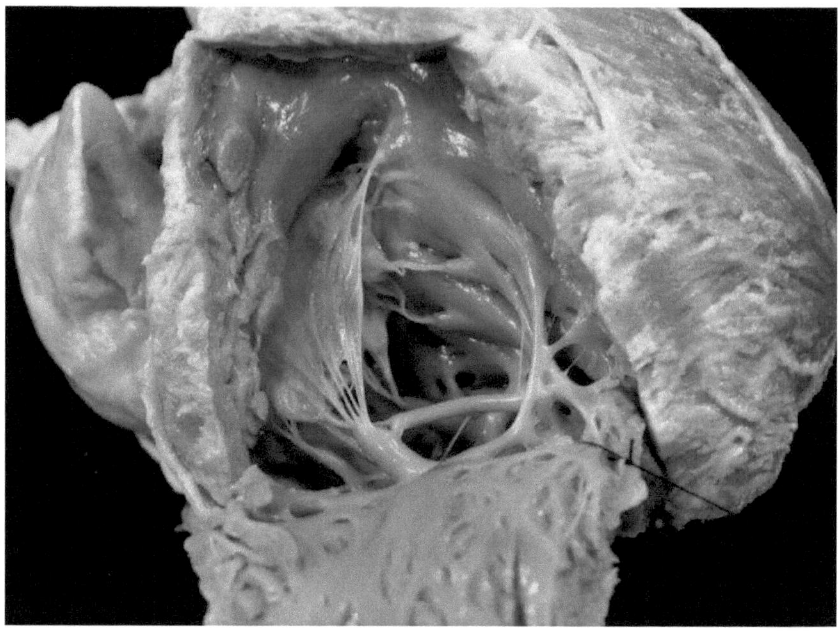

Figura 3.1,3.2,3.3 Diferentes esquemas anatómicos que muestran las subdivisiones mostradas en el esquema.

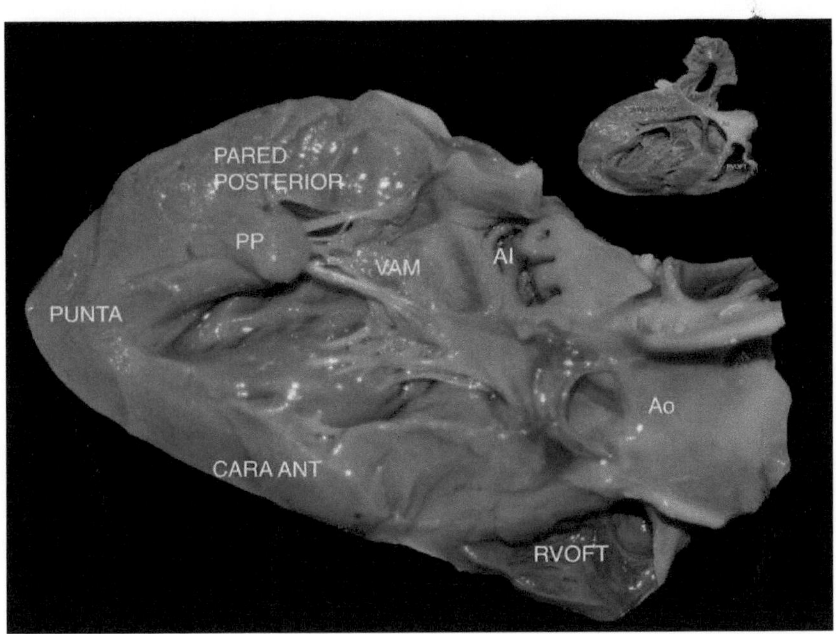
PARED
POSTERIOR
PP
VAM
AI
PUNTA
Ao
CARA ANT
RVOFT

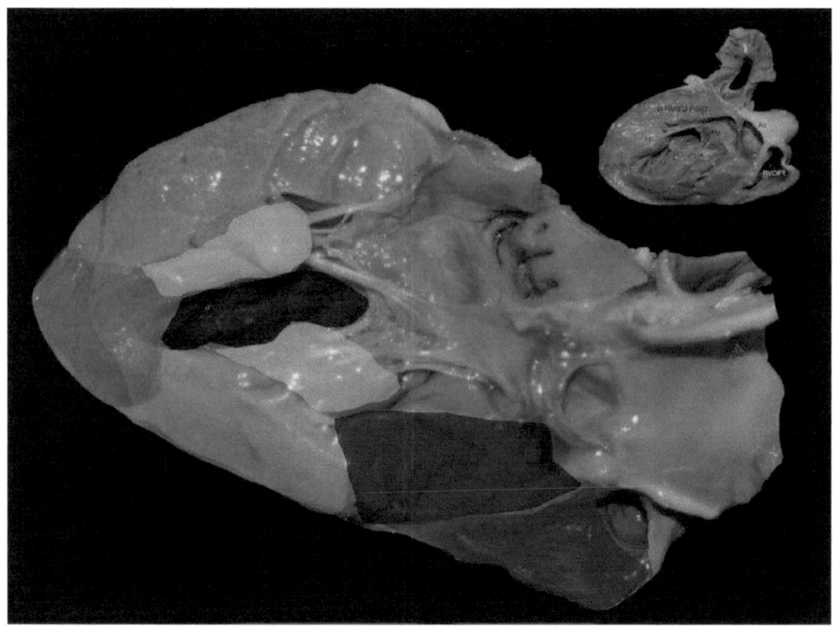

Otro aspecto importante que debe tenerse en cuanta es la interdependencia ventricular. La interdependencia se refiere a que el tamaño, la silueta y la distensibilidad de un ventrículo puede alterar el tamaño, la silueta y la relación presión/volumen del otro ventrículo a través de interacciones mecánicas. La interdependencia se acentúa con la respiración y los cambios posturales, y juega un papel preponderante en la fisiopatología de la disfunción del VD. Se sabe que a nivel del septum las fibras entre ambos ventrículos son compartidas, así la contracción de un ventrículo tracciona y "empuja" al otro. Entonces la dilatación del VD afecta la función del VI.

Características	Ventrículo derecho	Ventrículo izquierdo
Estructura	Miocardio trabeculado Infundíbulo	Miocardio no trabeculado No infundíbulo
Silueta	Triangular y crescéntica	Elíptica
Volumen fin de diástole (ml/m^2)	75 ± 13	66 ± 12
Masa (g/m^2)	26 ± 5	87 ± 12
Grosor pared (mm)	2 - 5	7 – 11
Presiones ventrículos (mmHg)	25 / 4 (15 - 30 / 1 - 7)	130 / 8 (90 -140 / 5 - 12)
Fracción de eyección (%)	61 ± 7	67 ± 5
Elastancia (mmHg/ml)	$1,3 \pm 0,84$	$5,48 \pm 1,23$
Distensibilidad (mmHg^{-1})	Mayor distensibilidad	$5 \pm 0,52 \times 10^{-2}$
Perfil de llene	Empieza antes, termina después Baja velocidad	Empieza después, termina antes Alta velocidad
Resistencias (Dinas · seg · cm^{-5})	70 (20 - 130)	1.100 (700 - 1.600)
Índice de trabajo (g/m^2/latido)	8 ± 2	50 ± 20
Resistencia a la isquemia	Alta resistencia a la isquemia	Más susceptible a la isquemia
Adaptación a la enfermedad	Mejor adaptación a sobrecarga de volumen	Mejor adaptación a sobrecarga de presión

Monitorización del Ventrículo derecho

Para monitorizar la función del VD existen varias formas:

- inspección directa: esto durante una cirugía cardíaca, ya que una vez realizada la estereotomía la estructura que mejor se visualiza es el VD

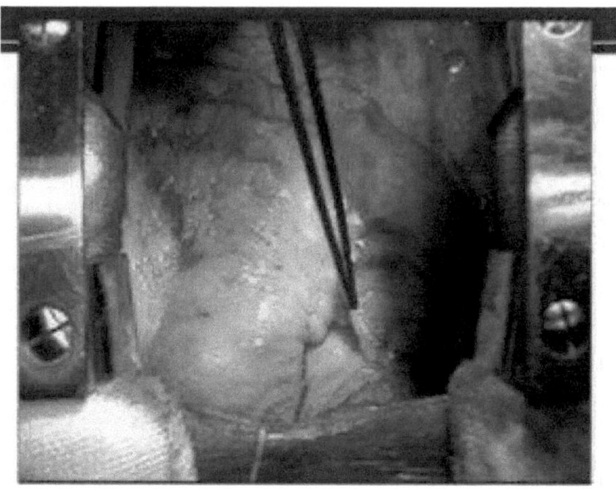

Figura 4 Luego de abrir el esternón la primera estructura anatómica que se visualiza es el ventrículo derecho

- Las mediciones de las presiones de las cavidades derechas se pueden realizar con un catéter venosos central y/ un catéter de arteria pulmonar, cuyas mediciones aquí si cumplen un rol importante y validado para controlar y manejar las presiones que se generan en las cavidades derechas.

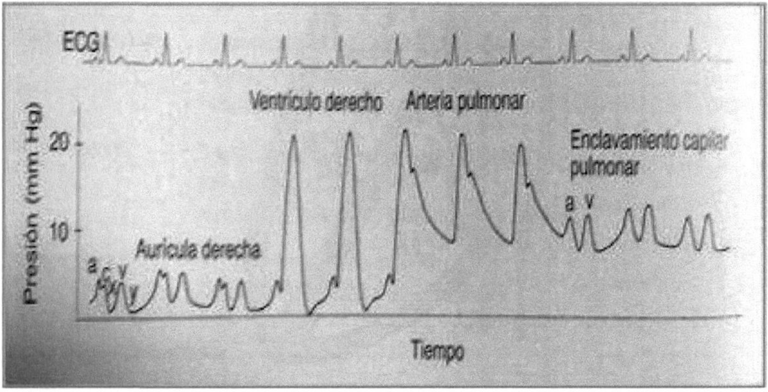

Figura 5 muestra la curva de presiones medidas con un catéter de arteria pulmonar

- Es importante considerar que estas mediciones no corresponden a los volúmenes que están en esta cavidad y de manera frecuente no presentan correlación alguna.
- Ecocardiografía: a la que se le dedicará el resto del escrito, ya que en la actualidad corresponde a la forma más relevante para su monitorización durante el perioperatorio.

ECOCARDIOGRAFÍA INTRAOPERATORIA Y VENTRÍCULO DERECHO

Para los anestesiólogos contar con una herramienta no invasiva (ecocardiografía transtorácica ETT) y/o semiinvasiva (ecocardiografía transesofágica ETE) ha sido un real avance que permite la evaluación directa y latido a latido del corazón.

La evaluación visual inicial con ecocardiografía nos da una idea bastante clara de que está ocurriendo con el VD.

ECOCARDIOGRAFÍA:

La **ecografía** (del griego «ἠχώ» ēkhō="eco", y «γραφία» grafía= "escribir"), o ultrasonografía, es una técnica imagenológica que se basa en la emisión de ultrasonidos, es decir sonidos cuya frecuencia se encuentra muy por sobre la capacidad auditiva humana, y la reflexión diferencial que estos tienen en los distintos tejidos y estructuras. Al analizar estos ecos podemos representar las estructuras reflejadas con diferentes tonalidades de grises.

Necesitamos un emisor/receptor de estas ondas; el transductor, que apoyamos en la superficie y lo direccionamos de acuerdo al tejido que buscamos ver.

El ultrasonido se caracteriza por que pueden ser dirigidos como un haz, y este haz puede ser reflejado o transmitido según la densidad de los tejidos que atraviesan.

En el transductor se encuentra un receptor para estos reflejos, por lo que computacionalmente podemos agrupar y construir imágenes.

La incorporación de la ecocardiografía para monitorización hemodinámica perioperatoria es relativamente reciente. Se ha demostrado su utilidad para el manejo de pacientes con compromiso severo de su estado hemodinámico en su postoperatorio. También se ha utilizado en el preoperatorio con éxito. Pero es durante el intraoperatorio donde presta una gran utilidad, pues permite observar de manera directa, no invasiva y focalizada lo que ocurre con el corazón y sus grandes vasos frente a distintos tipos de anestesia y frente a cambios en el estado hemodinámico.

Para esto existen diferentes visiones para evaluar el VD, la primera es el eje largo paraesternal con ETT

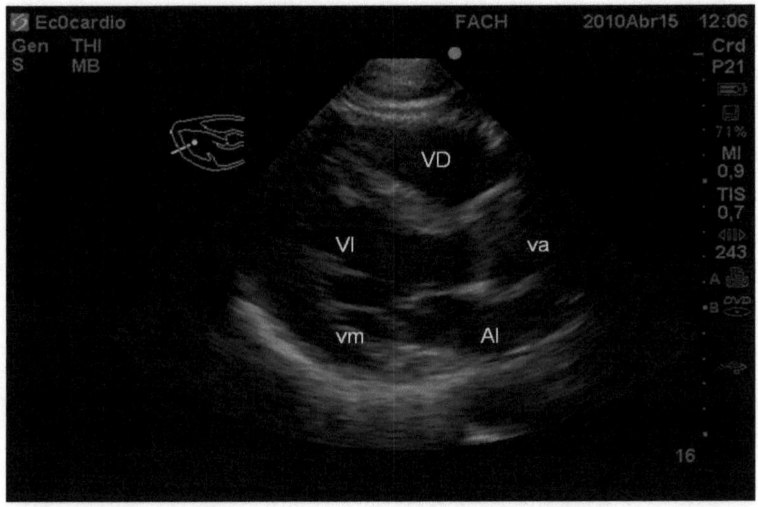

Figura 6 Visión desde ecocardiografía transtorácica desde eje paraesternal largo (VD = ventrículo derecho, VI = ventrículo izquierdo, va = válvula aórtica, vm = válvula mitral, AI = aurícula izquierda) donde se observa en la parte superior de la imagen al VD, aquí es posible evaluar el llene de la cavidad, su contractilidad y el estado de su pared.

En la imagen de 4 cámaras de ETT

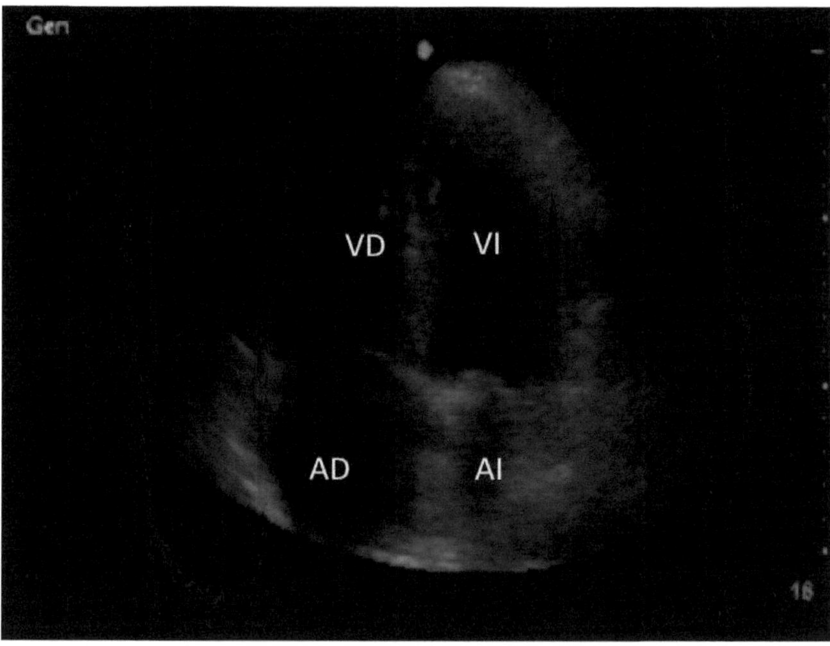

Figura 7 Visión desde cuatro cámaras donde se observan las aurículas derecha (AD) e izquierda (AI) y ambos ventrículos (VD, VI)

Se observa la proporcionalidad entre el VD y el VI que debiera ser 1:3. También en esta ventana se determina la inserción de la válvula tricúspide es más baja que si la comparamos con la inserción de los velos de la mitral. Hacia la punta del VD se encuentra la banda moderadora y existen más de dos músculos papilares. como se observa en la Figura 8.

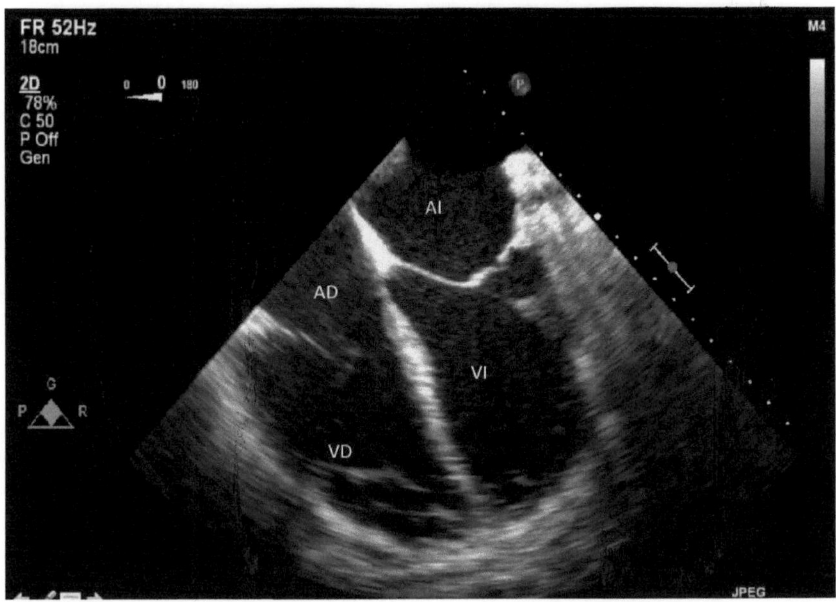

Figura 8 Visión de cuatro cámaras con ecocardiografía transesofágica

Las cuatro cámaras con ETE son de gran utilidad para observar la proporcionalidad entre el VD que debe ser un tercio y el izquierdo que debe ser dos tercios, como ya se mencionó.

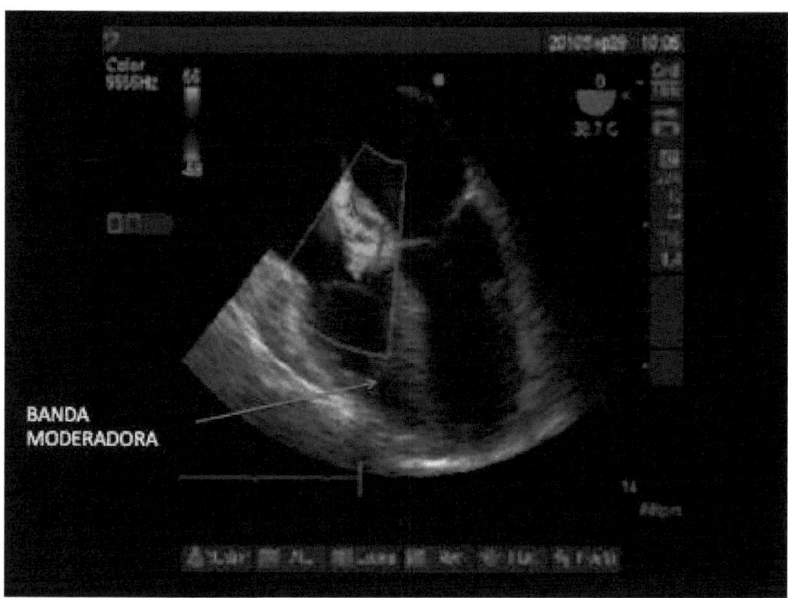

Figura 9 En esta visión de cuatro cámaras se observa la banda moderadora, por dentro de la banda se encuentra el has de Hiss.

Avanzando un par de centímetros el transductor transesofágico es posible visualizar el seno coronario derecho, lugar donde el cirujano cardiovascular inserta la cánula de cardiología retrógrada.

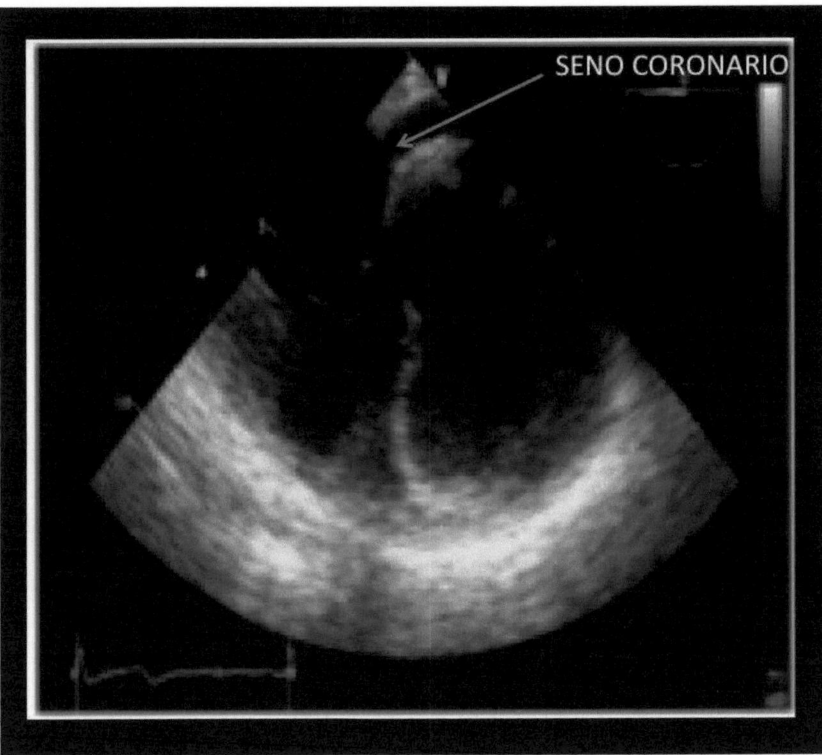

Figura 10 Visión transesofágica donde se señala el seno coronario derecho cuyo tamaño máximo de 10 mm

En la ventana intragástrica a nivel del eje corto del VI es posible visualizar el VD con forma de medialuna

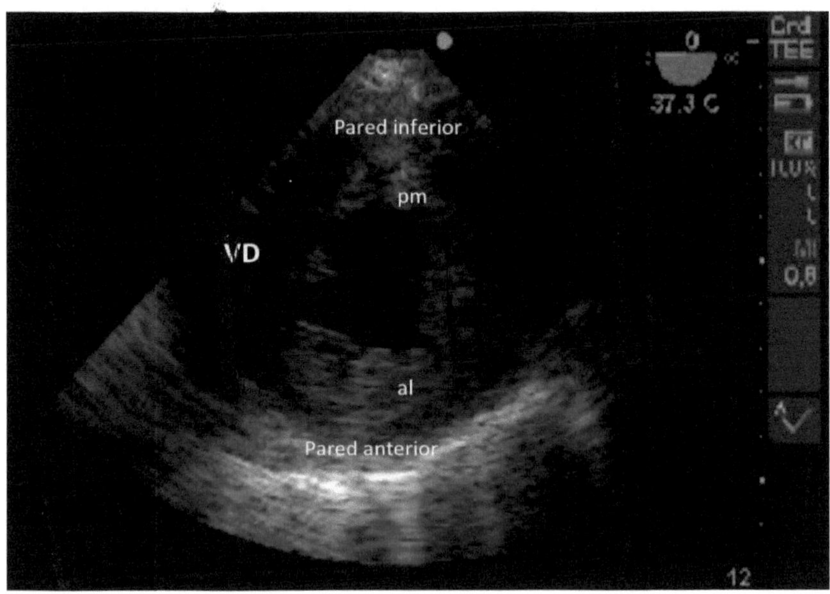

Figura 11 Visión intragástrica del VI, a su lado en forma de medialuna se observa el VD

Luego en la visión de eje corto por ETE es posible evaluar el VD, su pared libre, su contractilidad, tamaño, tracto de entrada y tracto de salida.

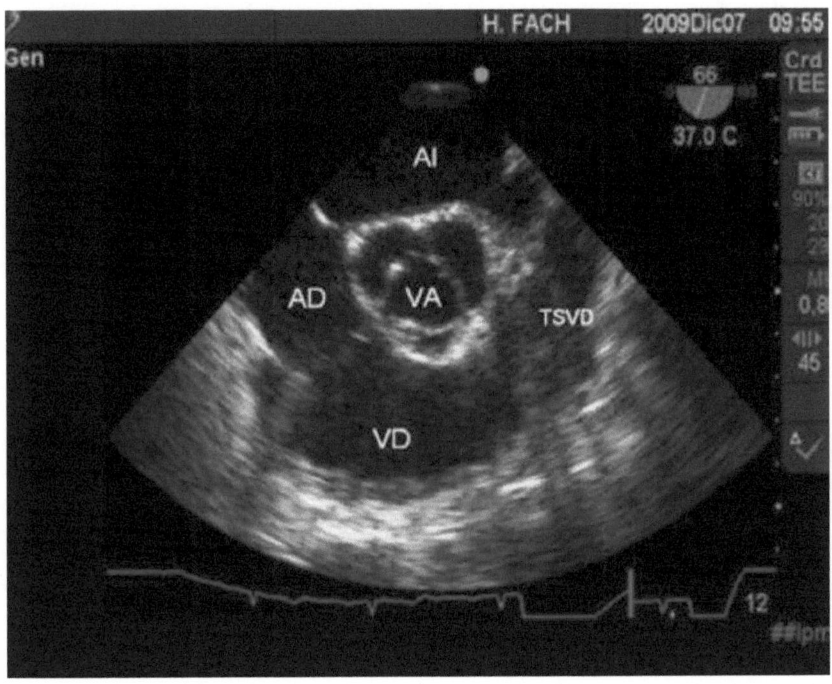

Gen
H. FACH
2009Dic07
09:55
Crd
TEE
66
37.0 C
AI
AD
VA
TSVD
VD
45
12

<u>Estudio de la función del ventrículo derecho con ecocardiografía intraoperatoria:</u>
Este es un desafío interesante ya que como se mencionó no tiene una forma que permita asimilarlo a un modelo matemático.

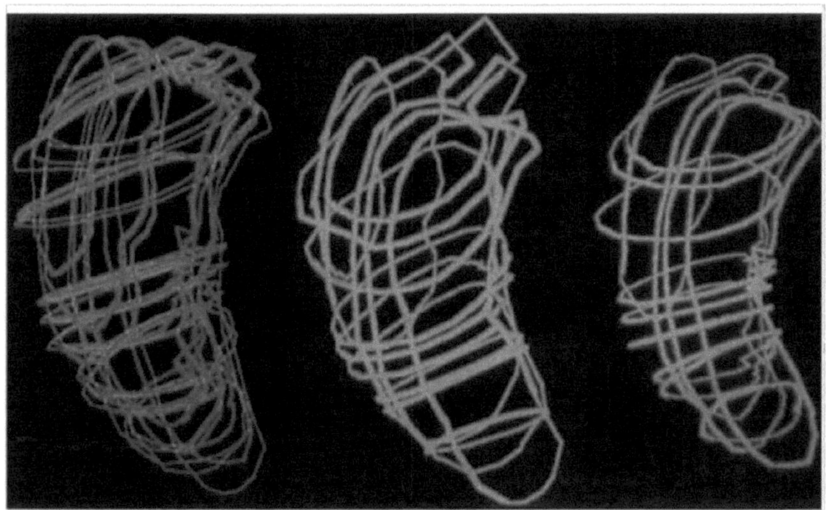

Figura 13 Intentos para configurar un modelo geométrico del VD

Se ha intentado con distintos índices, pero en la actualidad los más frecuentemente utilizados son:

TAPSE: (Por sus siglas en inglés tricuspid anular plane systolic excursión), se basa en el movimiento durante la sístole y la diástole del anillo tricuspideo en modo M.

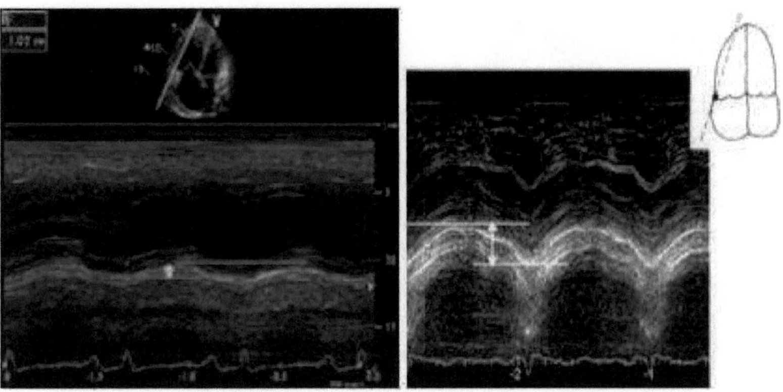

Figura 14 Cálculo de TAPSE desde modo M.

Si este movimiento es mayor que 15 mm esto habla de una buena contracción del VD, se ha correlacionado con RNM con buenos valores.

Y también se ha comprobado que un índice de TAPSE normal se asocia con una buena FE del VD, como se observa en el gráfico siguiente:

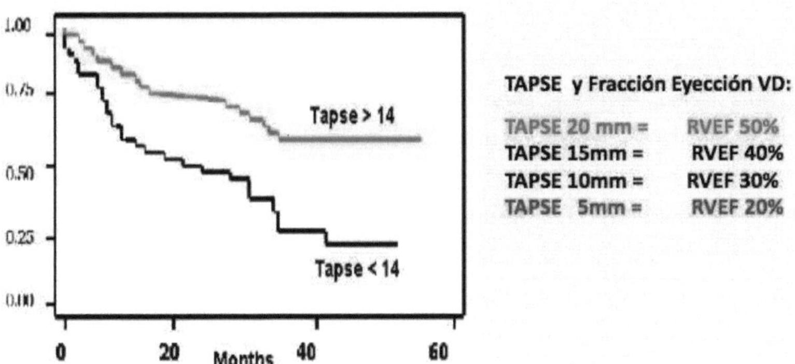

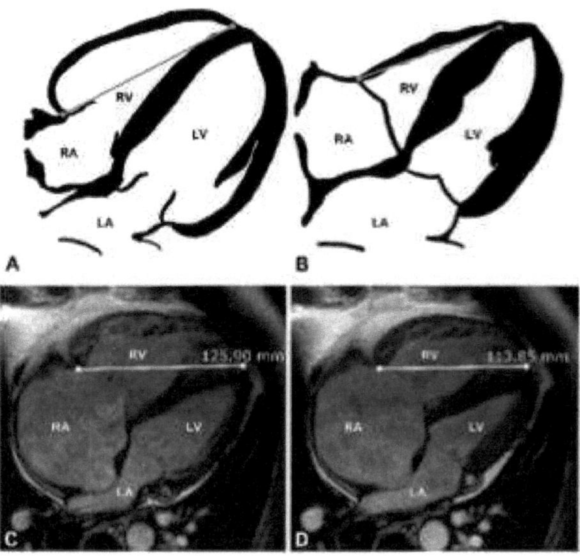

Figura 15 Imagen de RNM donde se midieron las longitudes del VD en sístole y en diástole

Doppler tisular: en la actualidad se está evaluando la velocidad s' del VD como un predictor de buena función de la sístole de este. Valores valores sobre 11,2 cm/seg se correlacionarían con una función normal. El Doppler tisular (TDI) es una herramienta ecocardiográfica que mide las velocidades miocárdicas regionales. El rango de excursión del anillo tricuspideo medido en mm en ecografía bidimensional (modo M) ha demostrado reflejar la función sistólica del VD. Existe una alta correlación entre la medición de TAPSE y la fracción de eyección del VD obtenida a través de angiografía radionucleotida. La importancia clínica de evaluar el TAPSE ha sido documentada quienes confirmaron la relación de TAPSE con la clínica y la mortalidad en pacientes con falla cardiaca.

Sin embargo con esta otra técnica ecocardiográfica disponible para ser realizada durante el intraoperatorio, el Doppler tisular se basa en la medición de las frecuencias ecográficas de alta amplitud y de baja velocidad, al contrario de las mediciones que se realizan con Doppler tradicional donde se miden velocidades de baja amplitud, pero de alta velocidad. El estudio del VD con Doppler tisular puede ser una herramienta de alta utilidad, ya que es menos operador dependiente y permite estimar el flujo intramiocárdico sistólico (s') y flujo diastólico (e' y a')

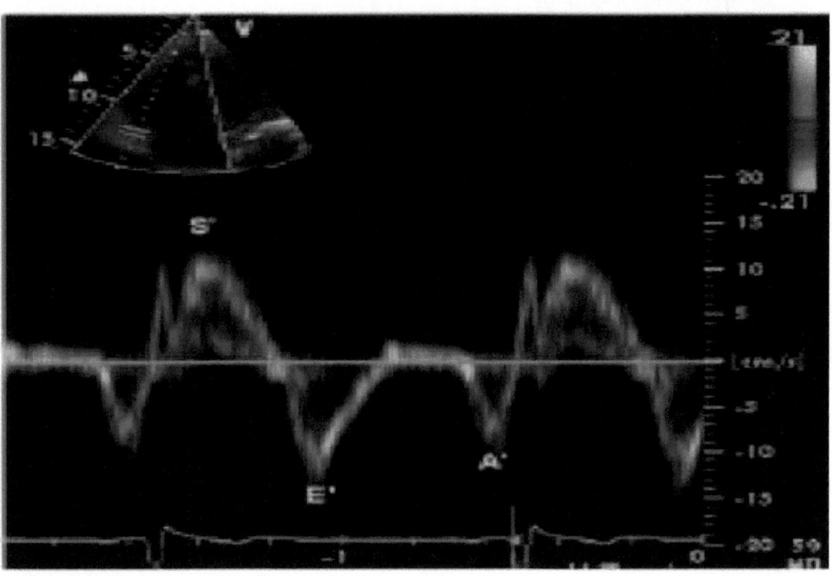

Para esto se diseñamos un protocolo de investigación basado en la medición de la onda s' durante el intraoperatorio de cirugía no cardíaca y se correlacionó con la medición de TAPSE. Se ingresaron a estudio pacientes sometidos a cirugía no cardíaca. Los pacientes a estudiar fueron aquellos casos que requirieron de monitorización con ecocardiografía intraoperatoria (pacientes ASA II, III y IV), a saber, cardiópatas coronarios, valvulópatas severos, portadores de hipertensión pulmonar, de mala fracción de eyección (< 40%) y miocardiopatía dilatada. Se excluyeron los pacientes en ritmo distinto a sinusal, portadores de insuficiencia tricuspidea moderada a severa y patología esofágica severa o cirugía reciente esófago gástrica. Luego de esto se instaló la sonda de monitorización transesofágica multiplanar Sonosite Turbo. Se realizó un examen eco cardiográfico basal, la medición de TAPSE seguido de la medición Doppler titular de s'. La medición de TAPSE y Doppler tisular s' se realizo en tres ocasiones distintas durante la cirugía.

La medición de TAPSE y doppler tisular s' se realizó en el borde libre del anillo tricuspideo. El primero se realizó con el modo M. El tamaño de la muestra se fijó en 3 mm y la ventana para su medición fue seleccionada según la calidad para lograr alineación paralela entre el anillo tricuspideo y el pulso del Doppler tisular.

Ingresaron a estudio 95 pacientes, de los cuales a seis no se les pudo encontrar una ventana ecocardiográfica satisfactoria para alinear en forma paralela el haz del Doppler tisular y obtener valores de s' confiables. La distribución normal de las características demográficas de los pacientes fueron evaluadas con t de Student (variables continuas) y test de Wilcoxon Rank-sum (Mann – Whitney) para aquellas variables con distribución no continua. El valor promedio TAPSE de la muestra fue de $18 \pm 2,1$ mm, y de doppler tisular s' $10,8 \pm 3,2$ m/s. Se realizó la correlación de todos los valores pareados y encontró una relación $r = 0,78$ con un $p < 0,05$.

En este estudio se demostró la correlación entre la medición ecocardiográfica TAPSE y Doppler tisular s' para evaluar la función del ventrículo derecho. Así, entonces logramos validar la evaluación de la función del VD durante el intraoperatorio utilizando Doppler tisular.

Como se mencionó debido a su forma y a su dependencia de volumen, es que el estudio del VD es más complejo al compararlo con el izquierdo. El estudio del VD es más complejo y menos exacto que la del ventrículo izquierdo. La ecocardiografía es la técnica que más se utiliza para el estudio del VD, pero también tiene sus limitantes, que incluyen la mala visualización de la pared libre y sus constantes cambios de forma. Por ejemplo, se ha demostrado que con el uso de Doppler tisular es posible obtener una evaluación bastante exacta de lo que ocurre con el VD luego de un infarto agudo al miocardio. Se ha demostrado que velocidades sistólicas menores a 8,2 cm/seg se correlacionaron con una falla ventricular derecha luego de un infarto agudo al miocardio. También se ha demostrado que en la evolución de una miocardiopatía dilatada y en la hipertensión pulmonar la tendencia a la disminución de las velocidades de Doppler tisular del VD se asocian con un peor pronóstico. Michaux y colaboradores publicaron en el 2006 un interesante estudio respecto a la función del VD en pacientes en ventilación mecánica y paralizados y demostró un cambio significativo en los valores de las velocidades del VD, cuyos límites inferiores se situaron en valores bajo 10 cm/seg para s', en este caso la incidencia de complicaciones aumentaba en un valor cercano al 50% de los enfermos. En el campo del intraoperatorio, prácticamente no existe literatura en relación al estudio de VD y Doppler tisular.

El año 2003, Alam y sus colaboradores publicaron una serie de 35 pacientes sometidos a cirugía de revascularización miocárdica, demostrando que las velocidades sistólicas de Doppler tisular empeoraron al primer mes de la cirugía y sólo tendieron a mejorar al finalizar el primer año posterior a la revascularización. Las velocidades sistólicas fueron de 11,8 cm/seg (preoperatorio), 8,7 cm/seg (primer mes postoperatorio) y 9,7 cm/seg (primer año postoperatorio) respectivamente. Con esto concluyeron que alrededor de un tercio de los pacientes mantuvieron un deterioro de su función ventricular derecha a pesar de la revascularización. De Simone y sus colaboradores publicaron en el 2005 un estudio donde compararon la función ventricular derecha durante cirugía cardíaca utilizando técnica de termodilución volumétrica versus la medición de Doppler tisular del VD con ecocardiografía transesofágica tridimensional. Los autores fueron capaces de demostrar en 25 pacientes una alta correlación entre ambas técnicas con esta información.

En anestesiología no existen estudios durante cirugía no cardíaca que validen la alteración de la función del VD, por lo que es muy interesante contar con un índice que permita agregarse a la información con que se cuenta en estos pacientes complejos y así se podrian realizar cambios en la conducta. Por ejemplo conocer que tendrán una mala tolerancia a la sobrecarga de volumen, evitar fármacos que aumenten la resistencia vascular pulmonar y utilizar inótropos de manera precoz para eventualmente modificar el pronóstico postoperatorio. En comparación con la evaluación de la excursión anular, el eco doppler tisular es un método más rápido y simple y las medidas pueden realizarse en el minuto mismo dentro de un tiempo relativamente corto: aproximadamente 10-15 segundos. Además este método permite la medición simultánea de la función sistólica y diastólica del ventrículo en cuestión. La medición especifica la velocidad sistólica medida a través del eco Doppler tisular pareciera ser el método más relacionado con la clínica. Esta medida puede ser tomada en la gran mayoría de los pacientes y la velocidad sistólica ha demostrado tener una correlación con la edad del paciente.

Sin embargo lo interesante del trabajo fue demostrar la correlación entre estos dos valores en un mismo momento y por un mismo operador. También es importante considerar que se trata de un estudio que tiene sesgos en relación a la misma muestra ya que todos los pacientes tenían patología cardiovascular moderada a severa preoperatoria por lo tanto lo más probable es que se trataba de pacientes que ya tenían alteraciones de su función ventricular tanto izquierda como derecha.

También hemos estudiado la función sistólica del VD con Doppler tisular midiendo la onda s' como un indicador de factor pronóstico correlacionándola con el tiempo de estadía de en una unidad de cuidados críticos y el de hospitalización después de cirugía no cardiaca. Además se evaluó la incidencia de complicaciones cardiovasculares.
La velocidad sistólica (s ') del VD se obtuvo desde el borde libre del anillo tricuspideo alineándolo en paralelo, como ya fue descrito.
Los pacientes a estudiar fueron aquellos casos que requirieron de monitorización con ecocardiografía intraoperatoria (pacientes ASA II, III y IV), cardiópatas

coronarios, valvulópatas severos, portadores de hipertensión pulmonar, portadores de mala fracción de eyección (< 40%) y miocardiopatía dilatada. Se excluyeron los pacientes en ritmo distinto a sinusal portadores de patología esofágica severa o cirugía reciente es fago gástrica. El valor de referencia considerado como normal para s de acuerdo a la literatura fue de = 11,3 cm seg. En base a este valor se dividió a los pacientes en dos grupos aquellos con función sistólica del VD mayor a 11,3 cm seg y los casos con función del VD alterada con valores menores a 11,3 cm seg. Se estudiaron 73 pacientes, 53% varones, 63 ± 11 años fueron estudiados. La velocidad sistólica del VD (s') se midió con facilidad en todos los pacientes. Valores de s' inferiores a 11 cm / seg se consideraron anormales y se correlacionaron con mayor tiempo de hospitalización (p<0.05). Se estudió los días que permaneció el paciente en una unidad de complejidad alta UCI o intermedia UCIM. Además se evaluó la incidencia de complicaciones cardiovasculares graves como arritmias edema agudo de pulmón definido por cuadro clínico radiológico y por medición de péptido natriurético auricular e isquemia miocárdica definida por la presencia de cuadro clínico y alteración de enzimas cardiacas y/o troponinas también se consignó cualquier otro tipo de complicación grave que presentó el paciente durante su hospitalización por ejemplo; neurológicas respiratorias y/o renales. Finalmente se consignaron los casos de muerte intrahospitalaria. En este estudio se logro demostrar que los pacientes que tenían una función ventricular derecha disminuida presentaron un tiempo mayor de estadías en unidades de alta complejidad y también tuvieron tiempos de hospitalización más prolongados. Demostramos que la evaluación de la velocidad de la onda s' fue un buen predictor de la duración de la estancia en la UCI (p<0.05) y la duración de la hospitalización (p< 0.01). Tener un predictor clínico de la función del VD, que sea fácil de obtener y no invasivo puede ser útil, para identificar a los pacientes, que debido a su mala función del VD puedan tener un riesgo aumentado.

<u>Alteraciones del VD</u>

Si un VD es sometido a una sobrecarga de volumen de manera aguda, este se dilata de manera significativa, redondeándose e igualando el tamaño del VI.

En cambio si el VD crónicamente es sometido a una sobrecarga de presión tiende a hipertrofiarse y el espesor de su pared se engruesa, pareciéndose mucho a la del VI, además esto se transmite de manera retrógrada generándose una importante dilatación de la aurícula derecha.

Por tratarse el VD de un gran reservorio de volumen es muy útil para evaluar la volemia de un paciente, con un VD muy vacío y una vez realizada la sobrecarga de volumen se observa la aparición de su lumen y clara mejoría de su contractilidad.

Estimación de presión sistólica de arteria pulmonar:

La ecocardiografía es el método no invasivo de elección para la estimación de la presión sistólica de la arteria pulmonar. Evaluando con el Doppler continuo el jet de insuficiencia tricuspídea desde una proyección apical y la cuantificación del periodo eyectivo a nivel de la arteria pulmonar desde una proyección paraesternal en eje corto, se puede obtener . Con el DTP del anillo lateral tricuspídeo, también se lo puede calcular con la ventaja de no necesitar más que la proyección apical y además, en un mismo latido se puede obtener todos los parámetros necesarios para estimar este indicador.

Se pueden estimar las presiones sistólica, diastólica y media en la arteria pulmonar. Estos parámetros junto a la evaluación de la función del VD son piedras angulares tanto para el diagnostico como para el seguimiento de los pacientes con HTP. La forma de estimar estos parámetros ha sido ampliamente descripta en reportes previos.

La estimación de la presión sistólica en la arteria pulmonar por ecocardiografia, es una interrelación entre la poscarga, función sistólica del VD y el orificio regurgitante de la válvula tricúspide. De este modo podemos encontrar pacientes con HTP significativa, pero que por tener un gran orificio regurgitante tricuspídeo, subestime el grado de HTP. Del mismo modo, caídas en la presión sistólica pulmonar en el seguimiento longitudinal de un paciente, no necesariamente expresan un descenso real de las presiones, sino, una caída en la función contráctil del VD.

En otro contexto, y en relación a la repercusión del aumento de la poscarga del VD; a igual nivel de sobrecarga de presión, el VD se dilata menos y se desempeña mejor en pacientes con estenosis valvular pulmonar, comparados con aquellos con HTP.

La ecocardiografía permite estimar la presión arterial pulmonar sistólica y, además, puede proporcionar información adicional acerca de la causa y las consecuencias de la enfermedad. Para la estimación de la presión pulmonar sistólica, que es equivalente a la presión sistólica del ventrículo derecho, se utiliza la velocidad máxima del flujo de insuficiencia tricuspídea y la presión en la aurícula derecha que, a su vez, se estima basándose en el grado de dilatación de la vena cava inferior. Otros datos que deben ser evaluados son los relacionados con las dimensiones de las cavidades derechas y la función ventricular derecha.

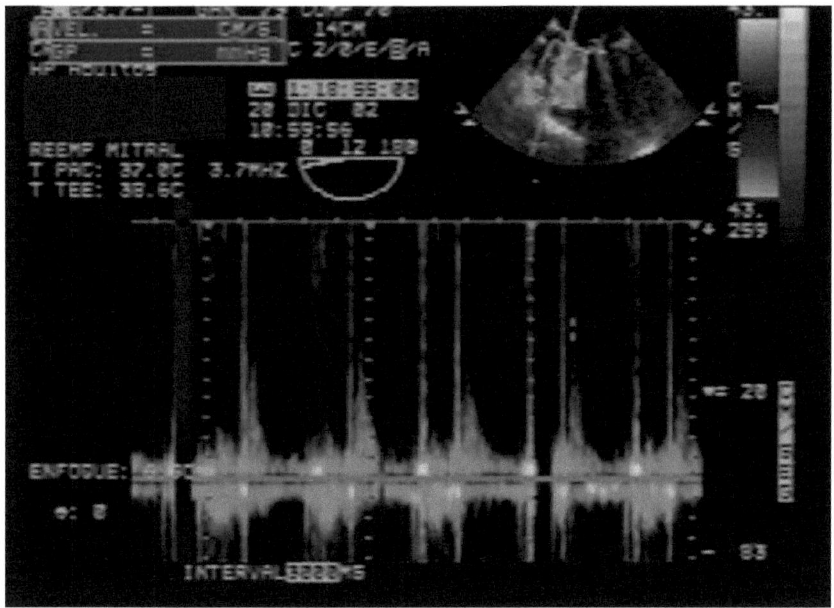

Figura 17 Estimación de presión de arteria pulmonar con Doppler continuo, midiendo la velocidad máxima (v max) del reflujo tricuspídeo. Utilizando la forma de Bernoulli modificada (4 x v max^2) se obtiene una buena estimación de las presiones.

El índice de performance miocárdica del VD (Tei) tiene una buena sensibilidad y especificidad para detectar compromiso de ventrículo derecho. El índice de Tei fue descrito en 1995 y evalúa la función sistólica y diastólica de manera combinada, ya que se obtiene de la suma del periodo de contracción isovolumétrica y del período de relajación isovolumétrica dividido por el tiempo de eyección. El valor normal de Tei es menor a 0,35 y por sobre esta cifra se considera como alterado. Se ha demostrado que un índice de Tei > 0,35 se correlaciona con una peor evolución en pacientes cardiópatas coronarios, en pacientes trasplantados y en enfermos ancianos.

Se propone al índice de Tei como un marcador sensible y reproducible de función miocárdica global intraoperatoria que podría ser útil para evaluar la función y comportamiento del ventrículo izquierdo y derecho en el intraoperatorio.

Fue descrito inicialmente en el VI en pacientes portadores de miocardiopatía dilatada. Luego se validó este índice de funcionalidad en el VD. Se calcula estableciendo una correlación entre el tiempo de relajación isovolumétrica y el tiempo de contracción isovolumétrica como se observa en el siguiente esquema:

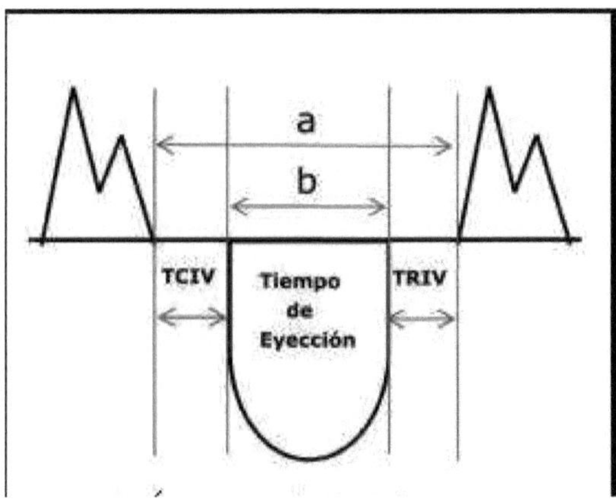

Ecocardiografia Tridimensional.

A fines de la década del 80 e inicios de la década del 90 aparecen los primeros reportes de la "reconstrucción" tridimensional del VD por ecocardiografia. Si bien no eran estudios en tiempo real, ya mostraban ventajas con respecto al enfoque bidimensional (2D), sobre todo por el hecho que el eco 3D no necesita asumir formas geométricas para el cálculo de volúmenes, que si los requiere el eco 2D. Estudios tanto in vitro, como in vivo, mostraron lo promisorio de la técnica. La correlación en la estimación de los volúmenes con los valores de referencia fue excelente (r: 0.97~0.98).

Ya con el eco 3 D en tiempo real (eco 3DTR), se han descrito valores de referencia de volúmenes y de fracción de eyección del VD en sujetos sanos. También se ha corroborado la exactitud del eco 3D en tiempo real, en pacientes con diversas patologías cardiovasculares.

Actualmente existen software exclusivos para la evaluación funcional del VD por eco 3D TR que han sido previamente convalidados tanto con RMN como con ventriculografía radioisotopica.

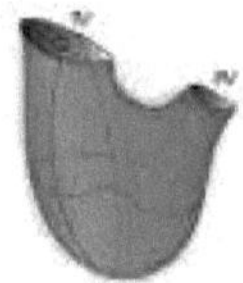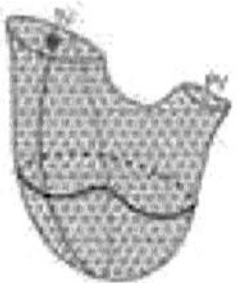

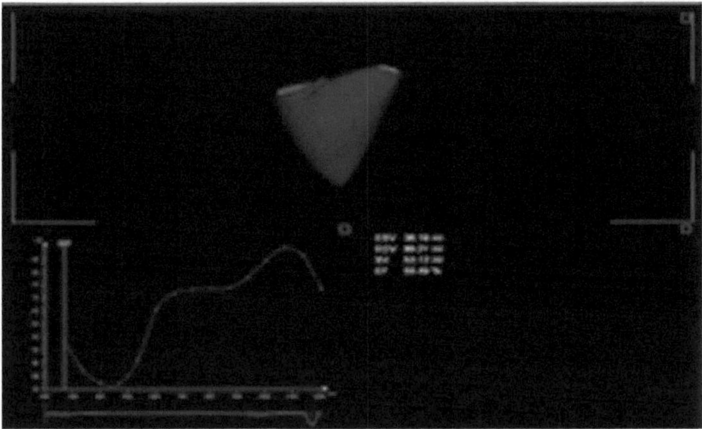

Ecocardiografía tridimensional. Reconstrucción tridimensional del VD con software específico para el mismo. En el esquema se puede observar el informe automatizado de Volúmenes, FE, Gasto e Indice cardíaco, etc.

La disponibilidad, cada vez mayor del eco 3D y además, contar con software específicos para la evaluación funcional del VD probablemente hagan que este método se convierta en el de mayor utilidad en los pacientes con diagnostico de HTP.

Indicaciones de Exploración Ecográfica del VD para el anestesiólogo

1. Cardiopatía isquémica aguda.
Sobre todo en la valoración de infartos inferiores/arteria coronaria derecha. Esto dará una clara idea de la

necesidad de uso de fármcos que mejoren la función del VD como milrinona y /levosimendan.

2. Tromboembolismo pulmonar.

Valorar nivel de postcarga y contractilidad de VD para decidir sobre terapia trombolítica y/o heparina, así como evaluar efecto de tratamiento. En alguna situaciones es posible hacer su diagnóstico al visualizar el trombo en tránsito como lo demuestra la Figura 19

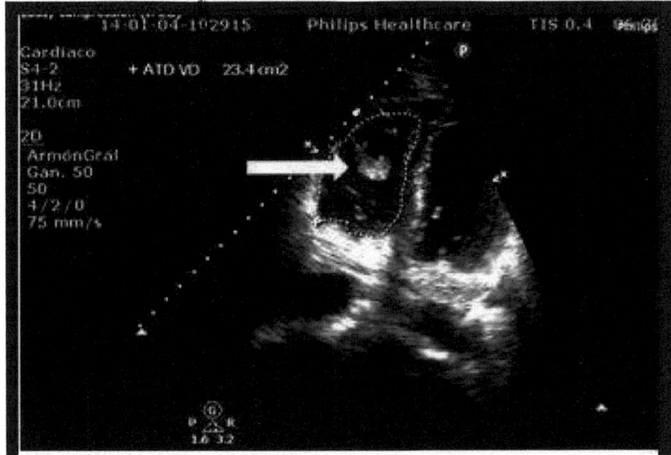

Figura 19

O evidenciar una severa dilatación de las cavidades cardíacas derechas. Estas situaciones se oueden observar en el caso de una cirugía de cadera, como lo muestra la figura 20

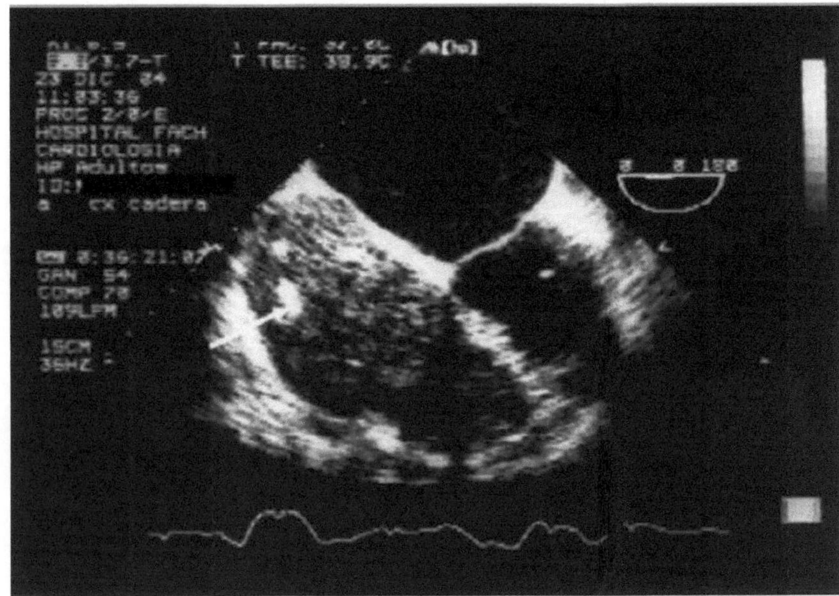

Figura 20 se observa una gran cantidad trombogénico de material ingresando a las cavidades derechas durante la cenmentación de una prótesis de cadera. El contenido del material que emboliza no está del todo claro, está compuesto de aire, sangre, eosinófilos y microtrombos.

El tratamiento de estos fenómenos embólicos que producen un severo trastorno del estado de la hemodinamia consiste en el soporte ventilatorio y vasoactivo, en general su pronóstico es malo

Otros casos donde ocurren fenómenos embólicos a cavidades derechas son cirugía plástica, pacientes de alto riesgo y embolía de líquido amniótico en el periodo del parto, como se observa en la figura 21

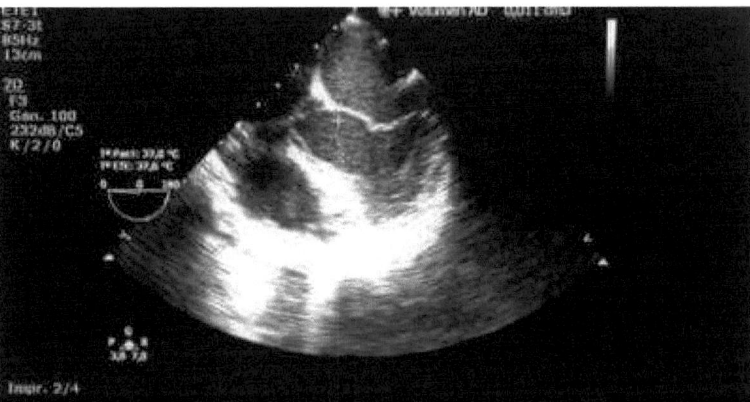

Figura 21

3. Efecto de las neumopatías crónicas

sobre postcarga y contractilidad del ventrículo derecho. En feneral se trata de pulmones dañados, de difícil manejo, que requie.en soporte ventilatorio tanto no invasivo, como invasivo.

4. **Función de ventrículo derecho en cardiopatía isquémica crónica y miocardiopatías,** un VD infartado tiene un mal pronóstico, ya que tiene poco a mecanismos compesatorios.

5. **Perioperatorio de cirugía cardiaca.**

   Pronóstico: evaluar función de ventrículo derecha previa a la cirugía durante la crugía. Al inicio de la cirugía permite decidir el uso precoz de fármacos vasoactivos para que logren su efecto cuando se sale de bomba.

   Durante la intervención: infarto de ventrículo derecho o incorrecta cardioplejía. Es por esto que se ha instaurado la cardioplejia rerógada como protector del VD.

   Diagnóstico diferencial: del shock tras la cirugía. Como se ha dicho este se trata del venrtículo olvidado y muchas veces "perseguimos" la función del

6. **Afectación del ventrículo derecho en la sepsis.** Tendremos en cuenta factores que aumentan la poscarga del ventrículo derecho en estos pacientes, como la afectación parenquimatosa pulmonar, la Ventilación Mecánica, sobre todo con presiones elevadas, y la noradrenalina, sobre todo a dosis elevadas.

   Efecto de las valvulopatías sobre la postcarga y contractilidad del ventrículo derecho.

   a. **Valoración de volemia.** Son cámaras muy dependientes de precarga en sus dimensiones, como ya se dijo.

   b. **Síndrome de Distrés Respiratorio del Adulto (*SDRA*) y Ventilación Mecánica.** La destrucción capilar y las presiones elevadas, así como la hipoxemia y la hipercapnia aumentan la postcarga del ventrículo derecho. Diagnóstico diferencial de shock en estos pacientes.

7. **Taponamiento cardíaco.** Hay hallazgos ecográficos en la valoración del derrame pericárdico que nos sugieren taponamiento como se observa en la

figura.

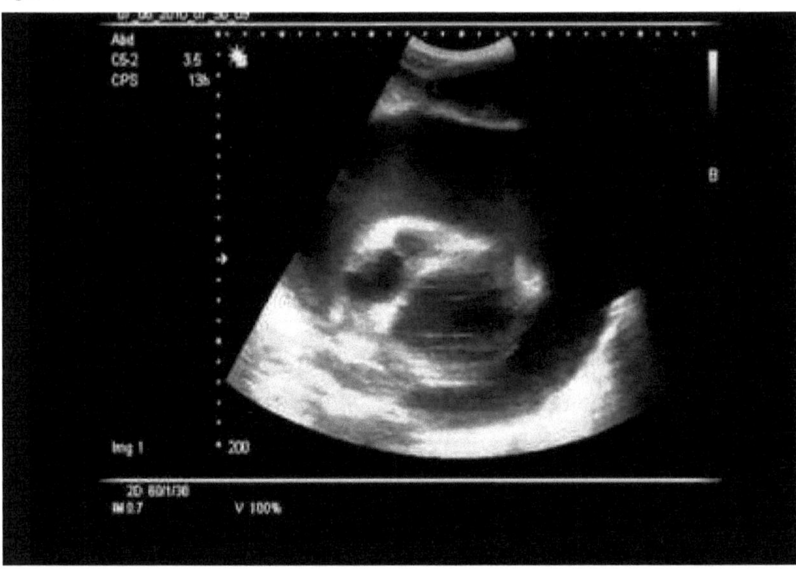

Figura 22 se observa el corazón "flotando" en líquido. Las cavidades derechas se ven colapsadas. Así por ejemplo en el caso de compromiso del estado hedinámico se tiene esta herramienta ecocardiográfica para hacer un buen diagnóstico e incluso realizar la terapia correspondiente (drenaje) y así evitar complicaciones graves, como taponamiento y muerte.

8. Tumores de cavidades derechas:

Son de muy poca frecuencia y de mal pronóstico

Sindrome carcinoide: todo paciente que sea intervenido de este tumor gastrointestnal y que tenga compromiso hepático DEBE pensarse en compromiso de las cavidade cardíacas derechas, sobretodo en la válvula trícúspide, el VD tiende a dilatarse y su respuesta a la sobrecarga de volumen es muy mala.

En las sigiuentes figyras se observa la dilatación de las cavidades derechas y el compromiso valvular (se evidencia muy bien en el ECO 3D.

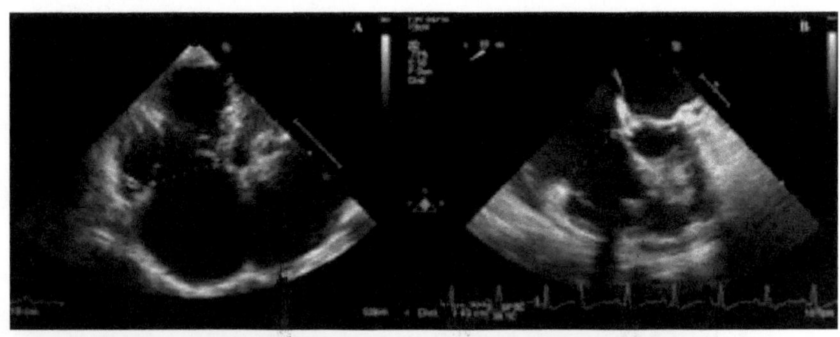

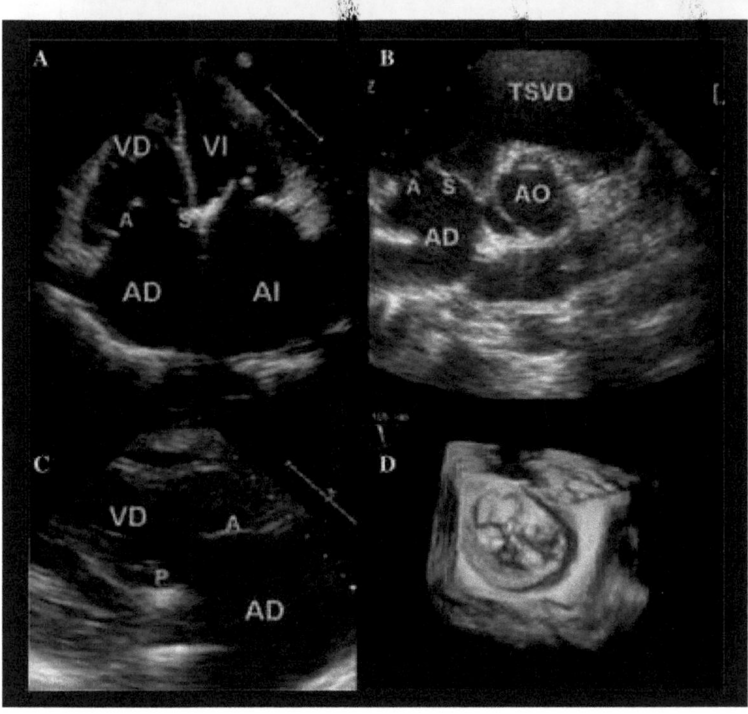

Otras causas de tumoración en el VE es el crecimiento desde la vena cava inferior de tumores como leiomuisarcoma uterino, hpernefroma entre otros y que alcancen las cavidades cardíacas derechas. Basándose en las imágenes ecocardiográficas es vital decidir si hay compromiso de la válvula tricíspide y del VD. En las imágebes siguientes se observa un hipernefoma que compromete las cavidades cardíacas derechas.

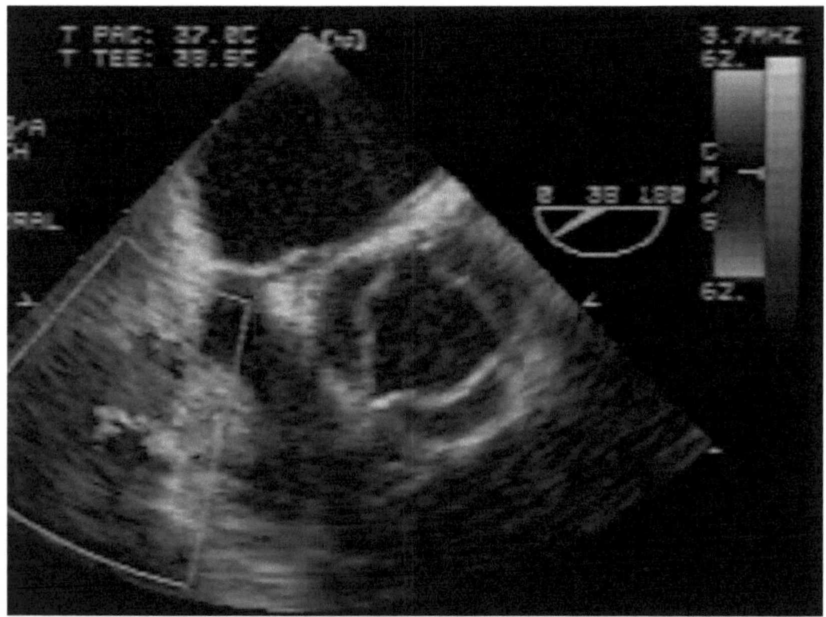

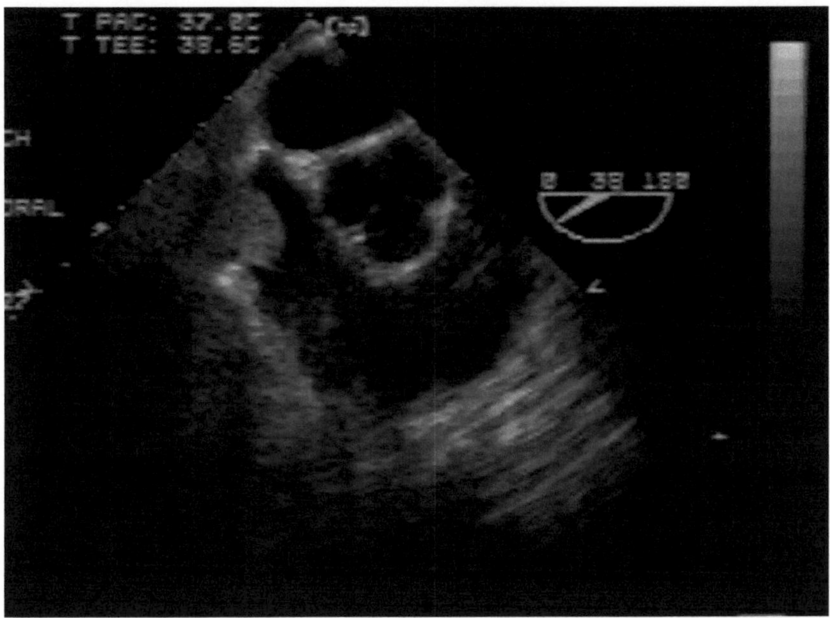

Los tumores malignos son rarísimos de ver y su pronóstico es ominoso como se trata de esta paciente joven que presenta un sarcoma de cavidades derechas que tuvo una corta sobrevida a pesar de haberse resecado el tumor.

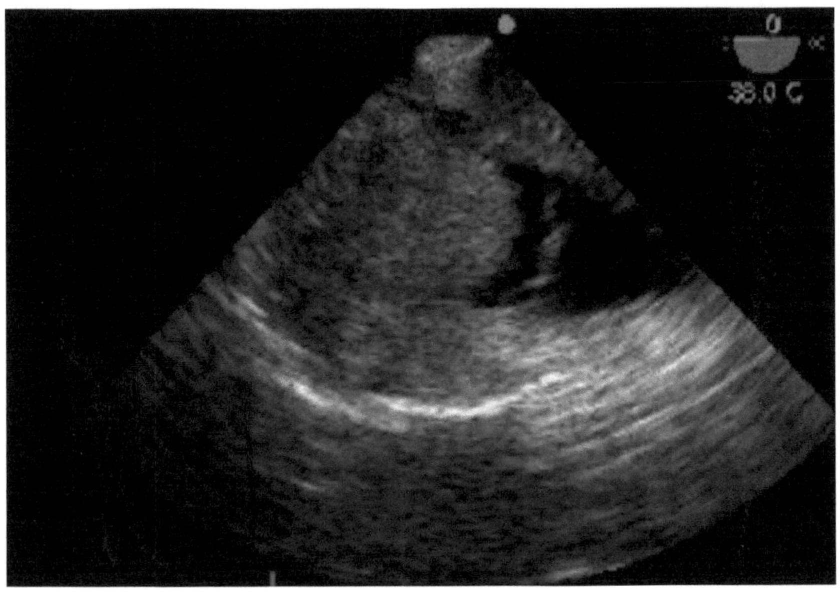

El fallo de ventrículo derecho (VD), es una entidad a la que ha comenzado a
tenerse en cuenta en los últimos años en anestesiología, como ya se mencionó,
en repetidas oportunidades. Sus síntomas al menos en la fase inicial son
inespecíficos, puesto que los órganos que habitualmente se afectan son el riñón y

el hígado, que sufren una disminución en su presión de perfusión, debido a la congestión que sufre. El bajo gasto es otro síntoma precoz, puesto que en el fallo del VD asilado, el ventrículo izquierdo no tiene precarga suficiente.

La medición de la PVC, la colocación de un catéter en la arteria pulmonar que permita medir las presiones de las cavidades derechas, y por supuesto la ecocardiografía, son los tres pilares en los que se basa el diagnóstico.

MANEJO ANESTÉSICO DE LA FALLA DEL VENTRÍCULO DERECHO DURANTE EL INTRAOPERATORIO

El tratamiento de la falla del VD, se basa en cinco pilares fundamentales:

Aumento de la precarga

Vasodilatación pulmonar

Mejorar de la contractilidad

Vasopresores

Mantener la oxigenación

Aumento de la precarga

El aumento de la precarga es frecuentemente necesario en el manejo de la falla del VD, al objeto de optimizar la presión telediastólica, el volumen sistólico y el gasto cardíaco. Este es un tema fundamental, pero sometido a debate, ya que un VD que está claudicando puede verse aún más comprometido si se le aumenta la carga de volumen. Este mecanismo de aumentar la volemia, eficaz sin duda, está limitado por el aumento de presión en la arteria pulmonar que produce la sobrecarga de fluidos, y la consecuente dilatación del VD insuficiente, que por la ley de LaPlace va a perder eficiencia si se dilata de forma aguda.

Aumento de la contractilidad

La forma más rápida de mejorar el funcionamiento del VD es la colocación de una asistencia mecánica ventricular pero desgraciadamente no existe contrapulsador para el VD, por lo que la colocación de estos dispositivos, es compleja, cara y está a disposición de pocos hospitales.

En el caso de un trasplante hepático donde es bien conocida la falla de las cavidades derechas con el uso de ecocardiografía es posible realizar el diagnóstico, guiar la terapia y evaluar pronóstico duante el inraoperatorio.

En la siquiente figura 24 se observa la gran cantidad de material que ingresa por las cavidade derechas durante la etapa de reperfusión.

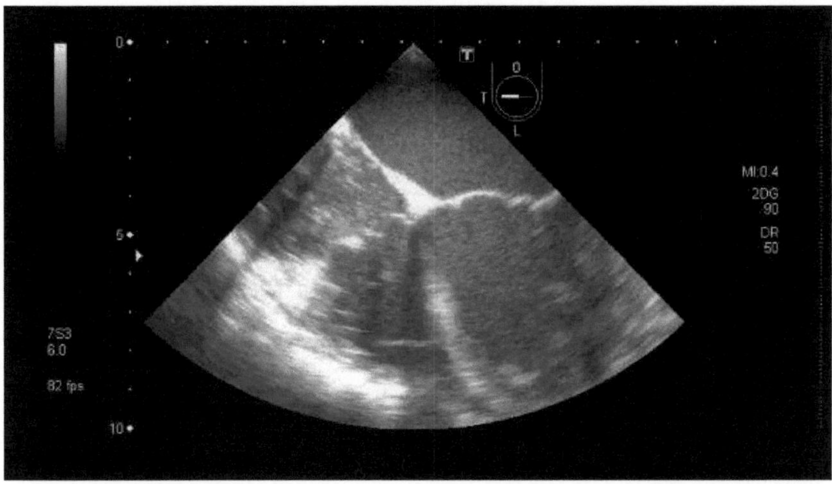

Y además en la sigioente figura 25 se observa cómo se dilatan las cavidaes derechas de manera aguda que requiere de un tratamiento agresivo con fármacos vasoactivos como por ejemplo el uso de adrenalina.

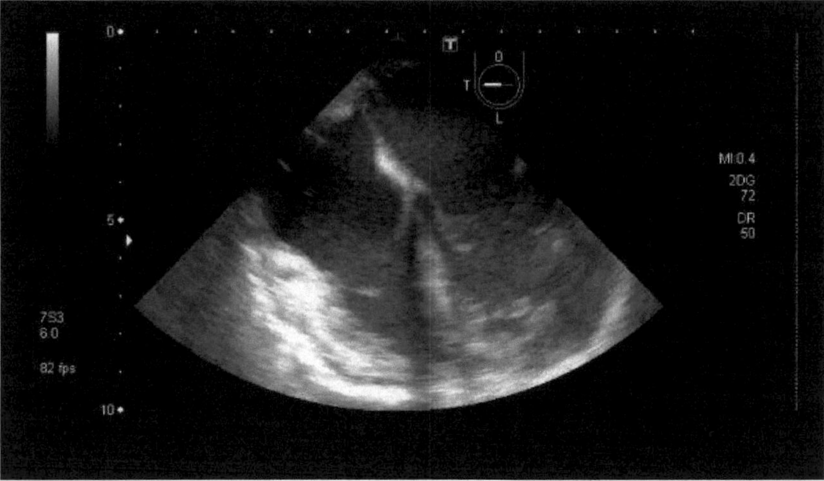

Los inotrópicos se usan habitualmente para mejorar la contractilidad. Su mecanismo es doble, por una parte aumentan la contractilidad del VD y por otra al mejorar la contractilidad del VI mejora indirectamente la postcarga del VD al reducir la PCP, y por la mejoría del movimiento del septo, mejoran la mecánica propiamente dicha del VD. Sin embargo este mecanismo está limitado por la tolerancia en el tiempo, y por el aumento del consumo de O2 miocárdico que produce.

Los sensibilizantes del calcio, podrían ser una solución, sin embargo la experiencia con el uso de levosimendan en el enfermo quirúrgico es aun muy limitada.

Vasopresores

El mantenimiento de la presión de perfusión es imprescindible en estos enfermos, como lo es en casi todos nuestros pacientes.

La noradrenalina es en este momento el fármaco de elección, con mayor eficacia que la fenilefrina, otro alfa mimético utilizado.

Ventilación mecánica

La ventilación con presión positiva empeora inicialmente el funcionamiento del VD, sin embargo su uso es imprescindible para garantizar la oxigenación en pacientes muy deteriorados.

Finalmente, cada día se le da mayor importancia al ventrículo derecho asumiendo que cumple un rol fundamental en la fisiología cardiovascular. Si un VD es sometido a una sobrecarga de volumen de manera aguda, este se dilata de manera significativa, redondeándose e igualando el tamaño del VI.

En cambio si el VD crónicamente es sometido a una sobrecarga de presión tiende a hipertrofiarse y el espesor de su pared se engruesa, pareciéndose mucho a la del VI, además esto se transmite de manera retrógrada generándose una importante dilatación de la aurícula derecha.

Por tratarse el VD de un gran reservorio de volumen es muy útil para evaluar la volemia de un paciente, con un VD muy vacío y una vez realizada la sobrecarga de volumen se observa la aparición de su lumen y clara mejoría de su contractilidad. En el campo de la Anestesiología esto tendrá probablemente mayor desarrollo a futuro y sin duda cambios en la morbimortalidad de nuestros pacientes.

Ideas para recordar

1. El ventrículo derecho en general no es considerado en la patología cardiovascular tanto aguda como crónica.
2. Este error debe ser corregido, ya que el VD cumple un rol fundamental actuando como reservorio de volumen y regulando la precarga
3. En anestesiología hay un largo e interesante camino por recorrer para conocer la real importancia que puede tener el mal funcionamiento del VD en el período perioperatorio.

Lecturas recomendadas

1. Haddad F, Hunt SA, Rosenthal DN, Murphy DJ. Right ventricular function in cardiovascular disease. I. Anatomy, physiology, aging, and functional assessment of the right ventricle. Circulation 2008;117:1436-1448

2. Haddad F, Doyle R,Murphy DJ, Hunt SA. Right ventricular function in cardiovascular disease. II. Pathophysiology, clinical importance, and management of right ventricular failure. Circulation 2008; 117:1717-1731

3. Santamore WP, Dell'Italia LJ. Ventricular interdependence: significant left ventricular contributions to right ventricular systolic function. Prog Cardiovasc Dis 1998; 40:298-308

4. Haddad F, Couture P, Tousignant C, Denault A. The right ventricle in cardiac surgery, a perioperative perspective: I. Anatomy, physiology, and assessment. Anesth Analg 2009; 108:407-421

5. Haddad F, Couture P, Tousignant C, Denault A. The right ventricle in cardiac surgery, a perioperative perspective: II. Pathophysiology, clinical importance, and management. Anesth Analg 2009; 108:422-433

6. Santamore WP, Dell'Italia LJ. Ventricular interdependence: significant left ventricular contributions to right ventricular systolic function. Prog Cardiovasc Dis 1998; 40:298-308

7. Hoffman D, Sisto D, Frater RW, Nikolic SD. Left-to-right ventricular interaction with a non contracting right ventricle. J Thorac Cardiovasc Surg 1994; 107: 1496-1502

8. David JS, Tousignant CP, Bowry R. Tricuspid annular velocity in patients undergoing cardiac operation using TEE. J Am Soc Echocardiography 2006; 19:329-334

9. Dokainish H, Abbey H, Gin K, Rammannathan K, Lee PK, Jue J. Usefulness of tissue Doppler imaging in the diagnosis and prognosis of acute right ventricular infarction with inferior wall acute left ventricular infarction. Am J Caardiol 2005; 95: 1039-1042

10. McLaughlin VV, McGoon MD. Pulmonary arterial hypertension. Circulation

2006; 114:1417-1431

11. Michaux I, Filipovic M, Skarvan K, Schneider S, Seeberger M. Accuracy of tissue Doppler estimation of the right atrial pressure in anesthetized, paralyzed and mechanically ventilated patients. Am J Cardiol 2006;97:1654-1656

12. Alam M, Wardell J, Anderson E, Samed BA, Nordlander R. Right ventridular function in patients with first myocardial infarction: assessment by tricuspid annular motion and tricuspid annular velocity. Am Heart J 2003;146:520-526 De Simone R, Wolf I, Mottl S, Böttiger B, Rauch H, Meinzer H, Hagl S. Intraoperative assessment of right ventricular volume and function. Eur J Cardiothorac Surg 2005; 27: 988-993

13. Kaul, Sanjiv, Chuwa Tei, James M. Hopkins, and Pravin M. Shah. "Assessment of Right Ventricular Function Using Two-dimensional Echocardiography." *American Heart Journal* 107, no. 3 (March 1984): 526–531.

14. Karatasakis, G T, L A Karagounis, P A Kalyvas, A Manginas, G D Athanassopoulos, S A Aggelakas, and D V Cokkinos. "Prognostic Significance of Echocardiographically Estimated Right Ventricular Shortening in Advanced Heart Failure." *The American Journal of Cardiology* 82, no. 3 (August 1, 1998): 329–334.

15. Meluzín J, Špinarová L, Bakala J, Toman J, Krejčí J, Hude P, et al. Pulsed Doppler tissue imaging of the velocity of tricuspid annular systolic motion. A new, rapid, and non-invasive method of evaluating right ventricular systolic function. Eur Heart J. 2001 Feb 1;22(4):340–8.

16. Tei C, Ling L, Hodge DO. New index of combined systolic and diastolic myocardial performance: a simple and reproducible measure of cardiac function – a study in normals and dilated cardimyopathy. J Cardiol 1995: 26; 26:357 – 366.

17. Tei C, Nishimura R, Seward J, Tajik A: Noninvasive doppler – derived myocardial performance index: correlation with simultaneous measurements of cardiac catheterization measurements. J Am Soc Echocardiogr 1997: 10:169 – 178.

Indice

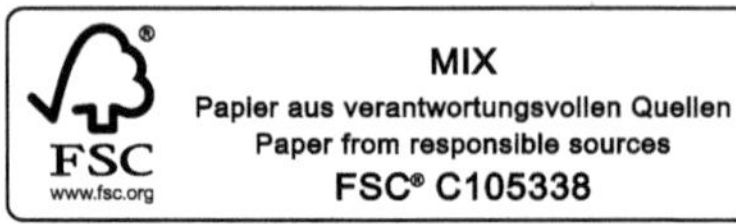
MIX
Papier aus verantwortungsvollen Quellen
Paper from responsible sources
FSC® C105338

Printed by Books on Demand GmbH, Norderstedt / Germany